ÉTUDE

SUR LES

PANSEMENTS PAR OCCLUSION OUATÉE

(*Extrait du* Lyon Médical.)

Lyon. — Imp. Aimé Vingtrinier.

ÉTUDE

SUR

LES PANSEMENTS

PAR OCCLUSION OUATÉE

PAR

M. LÉTIÉVANT,

CHIRURGIEN EN CHEF DÉSIGNÉ DE L'HÔTEL-DIEU DE LYON.

PARIS

ADRIEN DELAHAYE, ÉDITEUR,

Place de l'Ecole de médecine, 23

—

1872

ÉTUDE

PANSEMENTS PAR OCCLUSION OUATÉE

PREMIER DISCOURS.

On a lu à la Société des sciences médicales, il y a quinze jours, un mémoire sur l'occlusion inamovible, employée dans le traitement des plaies. Dans ce mémoire, on se livre à des éloges concernant ce mode de pansement qui m'ont paru exagérés. Ainsi, on appelle « méthode nouvelle » ce pansement, connu depuis quatre ans, qui appartient à M. A. Guérin, et auquel on a fait subir une modification légère et défavorable, comme j'espère le démontrer. On déclare ce pansement « supérieur » à toute espèce de pansement des plaies ; il obtient des guérisons « qu'on n'aurait pas osé espérer par d'autres méthodes de traitement » ; il guérit « tous les cas qui sont guérissables. » En un mot, cette supériorité est articulée avec une telle insistance, on y revient si souvent dans le mémoire. que je me suis considéré comme engagé à étudier avec soin ce mode dit nouveau de pansement, décidé à l'accepter et à l'appliquer dans mon service s'il était réellement meilleur que tous les autres, à le rejeter s'il ne les valait pas.

J'ai cru qu'une méthode de pansement, pour se présenter avec une affirmation de *supériorité* aussi accentuée, devait avoir ce caractère de *supériorité* sur tous les points : soit dans les grands principes qui président à son emploi, soit dans les idées théoriques sur lesquelles elle repose et les conditions qu'elle réalise, soit enfin dans la pratique qu'elle a fournie.

Je vais successivement l'examiner sous ces trois points de vue.

Parallèle sommaire entre les principes de la méthode classique et ceux de la méthode dite nouvelle.

Sous le nom de méthode classique, il faut comprendre l'ensemble des principes et des moyens que met en pratique et professe la majorité des chirurgiens dans le traitement des plaies. Tous se conduisent à peu près de la même manière.

Les plaies étant extrêmement variées dans leurs conditions : grandes ou petites, simples ou compliquées, à lambeaux ou en surface, à anfractuosités ou régulières, sur un terrain hémophyle, scrofuleux, syphilitique ou non, etc., etc., les chirurgiens pensent que les moyens destinés à les guérir doivent être eux-mêmes fort variés. Ici ils font une suture, là un pansement simple; dans un autre cas un pansement hémostatique, aromatique, résineux, narcotique, désinfectant, etc., etc., prenant toujours leurs indications dans les conditions mêmes de la plaie.

La méthode dite nouvelle est celle de M. A. Guérin, modifiée par l'addition du silicate de potasse. Elle consiste, une plaie étant donnée, à la couvrir d'une très-épaisse couche de coton, qui dépasse considérablement les limites de la solution de continuité. On serre très-fortement et on maintient le tout par un bandage silicaté. Ce pansement est gardé de vingt à vingt-cinq jours (Guérin), quinze jours ou trois semaines (procédé silicaté). Après l'ablation du premier, on en remet un second qui dure le même espace de temps.

Peu importe à cette méthode qu'une plaie soit longue, large, anfractueuse, sur un hémophile, un scrofuleux, un syphilitique, etc., etc. Quelle qu'en soit la variété, le pansement est toujours le même.

1° Tandis que la méthode classique inscrit au premier rang le principe de la *variété extrême* dans l'emploi des moyens, la méthode dite nouvelle formule l'indication de *l'unicité* du mode de pansement.

La première méthode tenait compte de la variété des plaies, la nouvelle regarde toutes les plaies comme égales devant elle. Distinction dans le premier cas, nivellement ou confusion dans le second.

La première méthode paraît à première vue éminemment raisonnable; la seconde singulièrement exclusive : d'un côté la méthode rationnelle, de l'autre le système.

Sous ce premier point de vue, la supériorité reste à la méthode classique.

2° Deuxième principe, de haute importance, appartenant à la méthode classique : *surveillance extrême des plaies*. Il faut voir avec les yeux, toucher avec les doigts, sentir avec l'organe de l'odorat, afin de reconnaître ici un point légèrement dur, qui se ramollira demain, fluctuera et qui conduira à une fusée purulente si on ne le découvre pas, là un lambeau cutané qui se refroidit, se colore en violet, en noir et exhale une odeur *sui generis* ; c'est la gangrène qui envahira le voisinage si on se laisse surprendre.

La méthode d'occlusion *supprime la surveillance directe des plaies*, en les cachant sous un bandage impénétrable. Elle a cependant la prétention d'apprendre ce qui se passe à leur surface. Un thermomètre enfoncé dans l'anus du malade est le moyen qui dévoile l'état de la plaie au chirurgien. On doit s'en rapporter aussi un peu aux dires du malade. — Mais beaucoup de complications des plaies commencent sans s'accompagner, d'abord, d'aucune élévation de température, d'aucune sensation douloureuse. Le thermomètre et les sensations subjectives du malade ne préviennent que lorsque la complication est déjà très-avancée. Aussi, le chirurgien enlève le pansement lorsqu'il est trop tard pour intervenir efficacement. On en trouve quelques exemples dans les faits consignées dans le mémoire qui vous a été lu.

Cette suppression de la surveillance directe des plaies est donc une innovation dangereuse et place la méthode d'occlusion à un degré d'infériorité marqué.

3° Troisième principe important de la méthode classique : *Il faut tenter la réunion immédiate*, et, si elle échoue, au moins la *réunion secondaire*. Le troisième mode de cicatrisation des plaies étant considéré comme défavorable.

Quand elle a obtenu la réunion immédiate, elle a produit la guérison de la plaie en deux, trois, quatre ou cinq jours.

La reunion secondaire, dans d'autres cas, accélère à son tour singulièrement la guérison. Une amputation de doigt, donnant au sixième ou septième jour une plaie granuleuse parfaite, la réunion secondaire à cette date amène la cicatrisation en huit ou dix jours.

La méthode d'occlusion ne fait jamais la réunion immédiate. Elle ne recherche pas davantage la réunion secondaire. se privant ainsi de moyens excellents pour hâter le retour à la santé.

Aussi l'amputation d'un doigt met un temps beaucoup plus long à guérir : On enleva le pansement seulement le quarante-unième jour sur un malade cité dans le mémoire qui vous a été lu.

4° La méthode classique recommande l'immobilisation et la compression, comme deux excellents facteurs de la cicatrisation. Elle s'efforce de les mettre en pratique ; elle a pour cela des gouttières, des bandages, des cartons, etc., etc. ; mais elle ne leur sacrifie pas ses autres avantages.

La méthode dite nouvelle réalise bien l'immobilisation et la compression double condition qui lui donne sa principale valeur ; mais elle sacrifie tout à cela, sauf encore la condition de l'*éloignement de l'air extérieur*, qui est pour elle l'indication capitale.

5° La méthode classique reconnaît les inconvénients qui résultent du contact de l'air sur les plaies. Elle s'attache à les prévenir d'abord, ensuite à en détruire les conséquenses•

Pour cela, au début de la plaie, elle retarde le premier pansement le plus possible, sauf si des indications obligent de l'enlever de bonne heure ; car elle n'a rien d'absolu dans sa conduite. Mais une fois la suppuration établie, elle prescrit des pansements très-fréquents. Son but est de nettoyer la surface de la plaie des substances organiques ou purulentes qui s'y putréfient et de s'opposer par des désinfectants à leur action funeste.

Ce qui l'inquiète le plus de l'air ou du pus, c'est assurément le dernier, le pus.

La méthode dite nouvelle, préoccupée exclusivement de l'influence de certains éléments de l'air sur les plaies, ne s'inquiète en aucune façon de la présence du pus à la surface de la plaie ; aussi celui-ci fermente et exhale une odeur révoltante. La méthode pense que cette putréfaction organique, à la surface de la plaie, doit être sans conséquence fâcheuse, opinion que le raisonnement ne saurait faire partager, car les plaies absorbent, on le sait, même les matières putréfiées à leur surface.

L'air seul fait le souci de la méthode. Du pus ! elle ne s'en inquiète pas, laissant ainsi le palpable pour l'invisible, la proie pour l'ombre.

Aussi, au point de vue des idées générales, des grands principes, au point de vue rationnel, philosophique, si je puis ainsi dire, la méthode dont nous nous occupons ne paraît pas du tout supérieure à la méthode classique. Elle évite mieux l'air, elle comprime et immobilise un peu mieux ; mais elle laisse le pus croupir au contact de la plaie, elle n'active point la guérison, elle ne surveille ni ne dirige la plaie ; elle ne peut prévenir une complication naissante qu'elle ne voit pas.

II.

Idées théoriques sur lesquelles repose la méthode dite nouvelle ; conditions qu'elle réalise.

§ I. — La crainte de l'action de l'air sur les plaies est assez généralement partagée par les chirurgiens. Mais modérée chez le plus grand nombre, elle a pris, dans certains esprits, des proportions vraiment prodigieuses. Elle leur a fait oublier tout le reste. Ils ne voient plus que l'air plus ou moins transparent qui nous entoure, ses éléments ou les corps qu'il renferme et qu'ils déclarent être les plus terribles ennemis des plaies.

Les chirurgiens qui ont subi cette influence ont créé la grande méthode dite d'occlusion pour le pansement des plaies. On peut les appeler *occlusionistes*. Ils cachent les plaies afin que l'air ne puisse pas y arriver.

Les occlusionnistes se sous-divisent :

1° En *aérophobes* à proprement parler. M. Chassaignac et ses partisans sont des aérophobes qui craignent l'air extérieur en général, sans éprouver une crainte spéciale pour un élément ou un autre contenu dans ce fluide. Ils cachent la plaie sous une calotte de bandelettes imbriquées et entre-croisées de diachylon, et mettent un pansement simple par dessus. Leur méthode permet d'explorer le pourtour de la plaie. Il y a quelques bons côtés à ce mode de traitement. — Ceci s'appelle l'occlusion simple.

2° En *oxygénophobes*. M. J. Guérin en est le chef. A l'aide d'une machine pneumatique, il fait le vide dans un grand cornet fixé au milieu d'une salle et auquel se rendent une foule de petits tubes communiquant chacun avec un manchon de caoutchouc qui occlusionne chaque plaie. C'est le grand appareil de M. J. Guérin ; mais il a aussi un petit appareil qui ne sert qu'à un malade à la fois. — Ceci s'appelle faire de l'occlusion pneumatique.

Vainement on démontrera que l'oxygène n'est pas aussi funeste aux plaies qu'on le croit, vainement M. Demarquay, en traitant ses plaies par des bains d'oxygène, démontrera l'innocuité de cet agent, M. Guérin n'en restera pas moins oxygénophobe.

3° Depuis les travaux de M. Pasteur, sont nés les chirurgiens que j'appelle

microblastophobes (de μιχρος, petit, βλαστος, germe, φοβος, crainte), parce
qu'ils redoutent par dessus tout les germes contenus dans l'air.

Observez un rayon de soleil qui, traversant la fente d'un volet, se répand
dans une chambre obscure, vous apercevrez une quantité innombrable de
corpuscules flottants qui en troublent la limpidité. Les uns montent, d'autres
descendent, tous s'agitent. Ces corpuscules sont des êtres vivants.

Ils constituent toute une population microliliputienne dans laquelle on
trouve mêlées les espèces les plus diverses. Là sont des représentants de
toutes les familles de la grande classe des protozoaires :

Les *infusoires ciliés* : cercomonades, trichomonades, paraméciens.

Les *vibrioniens* : genre vibrio, genre bactérium, genre bactéridie.

Les *amibes*, si ressemblants aux globules blancs du sang avec leurs corps
sphériques portant trois ou quatre granulations au centre.

Là sont encore ces granulations moléculaires, les unes mobiles, agiles, les
autres fixes, décrites par M. Béchamp, sous le nom de microzymas (μιχρος,
petit, ζυμη, fermentation).

Tous ces petits êtres sont des plus intéressants.

Ils ont des fonctions de nutrition ; M. Béchamp en a élevé. Il les a nourri
de viande ; puis il les a laissé mourir d'inanition. Ils mangent beaucoup,
selon cet auteur, et ils présentent, quand ils meurent de faim, un trouble
fonctionnel, analogue à celui qu'on observe chez les grands animaux suc-
combant à l'inanition. La veille de leur mort, ils sont pris d'une diarrhée
abondante, ce qui se traduit par une puissance fermentescible portée alors
au plus haut degré.

Ces microblastes ont aussi un pouvoir de reproduction ; il est vraiment
extraordinaire. Une seule bactéridie a reproduit, par scissiparité binaire,
cent vingt milliards d'êtres semblables à elle, en soixante-douze heures
(Davaine). Voyez comme ils se reproduisent abondamment dans les liquides
filtrés de M. Chauveau. Ces solutions, passées deux fois à travers dix papiers
de Berzélius chaque fois, sont d'une limpidité parfaite ; impossible d'y
découvrir la moindre granulation. Après vingt-quatre ou quarante-huit
heures, des myriades de microblastes sont nés, formant un nuage manifeste dans la solution, conservée cependant à l'abri de l'air. Sans doute
qu'ils proviennent, ici, de germes invisibles.

Beaucoup d'autres points de l'histoire de ces petits êtres seraient intéressants à raconter. Mais je me limite ; je ne veux plus, me plaçant au point

de vue chirurgical, qu'ébaucher une tentative de classification que quelques-uns trouveront peut-être pratique.

On pourrait diviser les germes aériens en microblastes des villes et microblastes des champs; dans la classe des citadins, on aurait la tribu des hôpitaux et celle de la ville. Inutile de faire remarquer que la tribu des hôpitaux comprendrait les microgermes de la pire espèce.

Voilà les éléments que quelques chirurgiens redoutent d'une manière extraordinaire. Ils professent que ces germes aériens sont la cause unique de la putréfaction qui se produit à la surface des plaies. Les expériences de M. Pasteur, que je rappellerai bientôt, n'ont-elles pas démontré cette doctrine?

Deux chirurgiens se sont proposés de faire aux germes aériens une guerre à outrance : l'un, M. Lister, de Glascow, l'autre, M. A. Guérin.

M. Lister les détruit impitoyablement s'ils osent s'approcher de la plaie. Son arme est l'acide phénique ; il en met partout : huile phéniquée pour laver la plaie, bandelettes phéniquées pour faire l'occlusion et tuer encore les germes qui pourraient rester autour de la plaie, feuille de plomb pour servir de bouclier contre toute invasion de ces nouveaux barbares, de l'eau phéniquée sur la charpie et en compresses placées en permanence au pourtour du moignon, afin de le maintenir constamment dans une atmosphère phéniquée. Un microzyma ne saurait y résister. — C'est là la méthode d'occlusion sous-phéniquée de M. Lister. Elle nous est arrivée d'Ecosse et s'est annoncée avec des succès prodigieux

Je me laissai séduire, en 1869, par les assertions de la méthode écossaise. Je fis usage de l'occlusion de Lister. J'eus des succès. Tant que je ne l'appliquai que sur des plaies ordinaires, elles guérissaient comme par enchantement : les plaies insignifiantes guérissent toujours comme par enchantement, quel qu'en soit le traitement. Mais je voulus un jour lui faire subir une épreuve sérieuse.

Un teneur de livres, âgé de trente-trois ans, était depuis quatre ans atteint d'une tumeur blanche suppurée du genou. La tuméfaction était énorme, le tibia subluxé en dehors ; des fistules nombreuses communiquant avec l'articulation entretenaient une suppuration abondante. Les forces étaient notablement affaiblies ; le malade me priait instamment de l'opérer.

Je m'y décidai, malgré son mauvais état général. N'avais-je pas, d'ailleurs.

la méthode de Lister, qui m'assurait un succès, puisque je n'aurai point de pus fermenté à la surface de la plaie ?

Je pratiquai l'amputation de cuisse au tiers inférieur, et j'appliquai le pansement listérien.

Je renonce à décrire les soins attentifs, minutieux que je pris en cette occasion : il me fallait absolument un succès. Je luttai avec acharnement contre les fantômes microzymateux que je voyais, en imagination, flotter dans l'air.

Quelle ne fut pas ma déception de voir, malgré mes efforts, la plaie donner du pus abondant et fétide comme les autres, des fusées purulentes se produire, et la fièvre putride emporter mon malade le seizième jour !

La méthode de Lister perdait à mes yeux. Pourtant elle avait paru dans les premiers jours donner un résultat si favorable ! Et d'ailleurs un seul cas ne suffit pas pour juger.

Je consentis donc à opérer un pauvre journalier, âgé de trente-six ans, qui se trouvait dans des conditions à peu près analogues à celles du teneur de livres : tumeur blanche volumineuse du genou avec fistules multiples. Plusieurs fois je lui avais propsé l'amputation. Cette fois, il la réclamait lui-même. J'amputai la cuisse au tiers inférieur.

Même pansement de Lister ; mêmes soins exagérés que pour le cas précédent.

L'opéré mourut le huitième ou neuvième jour d'infection purulente.

Je cessai absolument de croire aux avantages extraordinaires du pansement de Lister. On mourait avec lui comme avec les procédés ordinaires.

Le hasard, qui est souvent moqueur, voulut, à quelque temps de là, que j'eusse à opérer un malheureux, du nom de Vivien (Jean), âgé de trente-quatre ans, pris sous un éboulement de béton, et qui me fut apporté le soir avec une jambe littéralement broyée. Son état général était très-grave. Une hémorrhagie considérable avait eu lieu. Je pratiquai l'amputation de cuisse au tiers inférieur (procédé à deux lambeaux), comptant peu sur un succès. Je pansai par la méthode classique. La guérison se fit avec une rapidité surprenante. Dès le dix-huitième jour, la cicatrisation était très-avancée. Le malade quittait l'Hôtel-Dieu, marchant avec un appareil le cinquante-cinquième jour.

Une femme, que j'avais quelque temps auparavant amputée de la jambe pour une tumeur blanche tibio-tarsienne, et qui fut pansée suivant les erre-

ments habituels, avait aussi rapidement guéri et sans complication inter-
currente.

Pouvais-je m'attendre, en un temps aussi court, à un rapprochement de
faits aussi frappants : deux morts successives par le pansement de M. Lister:
deux guérisons coup sur coup par la méthode classique !

J'avoue que cela m'impressionna beaucoup ; je redevins fidèle à la méthode
classique pour le pansement de mes autres amputés. Il serait oiseux d'en
faire ici la statistique. Depuis cette époque, j'ai toujours gardé pour la doctrine des microgermes, appliquée au pansement des plaies, un sentiment
d'ironie dont je ne puis me défendre.

M. A. Guérin, lui , n'attaque pas les germes aériens et il ne cherche pas
à les pourfendre, mais il les met à la porte de la plaie et les empêche
d'entrer.

On se souvient de l'expérience de M. Pasteur. Cet habile expérimentateur
dépouille l'air des corpuscules qu'il contient en le forçant à traverser une
couche épaisse de coton. L'air ainsi épuré arrive au contact d'infusions de
foin ou de viande contenues dans des vases clos : aucune fermentation ne
se produit dans ces infusions. Si on laisse arriver un peu d'air impur, la fermentation s'opère. Donc, les corpuscules aériens sont la cause de la fermentation.

Fort de cette expérience, M. A. Guérin a fait vis-à-vis des plaies comme
M. Pasteur vis-à-vis des infusions de foin ou de viande. Il s'est dit : Je cons-
truirai un filtre coton : à travers ce filtre, l'air, se tamisant, perdra ses corpuscules. Il pourra dès lors, tant qu'il voudra, arriver à la surface de la plaie:
il ne sera plus nuisible : plus de mycrozymas, plus de fermentation du pus
et par conséquent suppression de toutes les complications tenant à la putréfaction des liquides à la surface des plaies.

Et M. A. Guérin a construit son filtre-coton : c'est son pansement ouaté.

Il y a bien quelques objections à faire à tout cela.

Ainsi, la théorie des germes aériens comme cause de fermentation dans
les infusions de foin et de viande est démontrée, c'est vrai ; mais est-il démontré que ces germes aériens soient la cause *unique* de la fermentation à
la surface des plaies? C'est là une toute autre question.

Toutes les fermentations ne dépendent pas des microgermes aériens. Celles
qui se passent dans notre organisme sous l'influence de la diastase, des sucs
biliaires et autres n'ont rien à démêler avec des germes de l'air. Or une

plaie appartient à l'organisme ; c'est presque un organe par ses fonctions :
les choses ne se passent peut-être pas, dans le pus qui est à la surface de cet
organe, comme dans les vases de M. Pasteur.

La théorie serait démontrée exacte pour les plaies ; il serait établi que
les germes aériens sont nécessaires pour que la fermentation se produise
dans le liquide de la plaie : il faudrait se demander si le pansement de
M. A. Guérin réalise vraiment les conditions de l'expérience de M. Pasteur.

D'abord, le filtre coton de M. A. Guérin vaut-il celui de M. Pasteur ?
Qu'on se souvienne des difficultés qu'a eues cet expérimentateur pour obtenir son air pur : le coton ne suffisait pas ; il fallait ajouter l'action de la
potasse, de l'acide sulfurique, etc. ; et on ne refusera pas de soupçonner que
le filtre de M. Guérin n'est sans doute pas suffisant.

En second lieu, il n'y a rien autre que les infusions dans les vases de
M. Pasteur : point de corpuscule, point d'air, car on les a fait bouillir
et on a fermé à la lampe. En est-il de même des plaies de M. Guérin ?
Celles-ci sont restées au contact de l'air au moins un certain temps : des
myriades de corpuscules aériens ont dû les envahir, s'y loger, s'y attacher.
Il suffit d'un seul, d'ailleurs, s'il est aussi fécond que la bactéridie déjà citée
de M. Davaine. Le pus de la plaie n'a pas été soumis à l'ébullition pour être
immédiatement mis en vase clos comme les infusions de foin et de viande.

Les conditions de l'expérience de M. Pasteur ne sont donc ici pas du tout
les mêmes. Aussi les résultats ne sont pas ceux de M. Pasteur. Il y a de la fermentation à la surface des plaies pansées par le procédé de M. A. Guérin ou
ses dérivés plus ou moins silicatés, tandis qu'il n'y en avait point dans les
vases clos de M. Pasteur.

La suppuration fermente sur ces plaies comme ailleurs ; il s'en dégage des
gaz d'une grande fétidité. On a beau déclarer qu'ils ne sont que *fades*, qu'ils
sentent la *bécasse faisandée* ou un *certain fromage pourri* de Vienne ; c'est
une odeur qui n'en est pas moins des plus infectes ; les deux malades ainsi
pansés qui ont été présentés à la Société des sciences médicales, il y a huit
jours, ont en un instant infecté la salle entière.

Quels gaz se dégagent de ces appareils ? Je ne crois pas qu'on en ait fait
l'analyse ; mais, à coup sûr, ils sont de la pire espèce.

Y a-t-il des microzymas dans le pus de ces malades ? J'ai la conviction
qu'on les y trouvera, comme je puis certifier qu'ils existent dans le pus des
occlusionnés par une autre méthode, celle de M. Chassaignac.

L'observation des faits vient donc brutalement démontrer ce que faisaient soupçonner des conditions théoriques incertaines et mal remplies, que le pus fermente sous l'occlusion ouatée.

Je sais bien qu'on essaye d'atténuer ce fait en représentant comme non putride, la suppuration sous le coton. Le pus qu'on trouve dans ces cas, dit-on, est assez épais, lié, crémeux quelquefois, généralement en petite quantité.

Ici, il faut distinguer. Quand on enlève le pansement le vingt-deuxième ou vingt-cinquième jour, il en est ainsi. Mais, si l'ablation du bandage se fait de bonne heure, on trouve un pus abondant, séreux et parfaitement putride. Plusieurs des observations du mémoire déjà nommé en offrent des preuves.

Qu'est-ce à dire ? Dès le début, les matières purulentes sont, comme toujours, abondantes et séreuses. Mais, forcées de rester au contact d'une plaie qui absorbe, elles sont graduellement résorbées ; les parties liquides sont les premières à disparaître ; les parties solides du pus restent, au contraire ; mais à la longue, elles disparaîtraient à leur tour. Il se passe là ce qui a lieu partout où l'organisme a une absorption à opérer.

Si l'organisme est résistant, il élimine, par ses émonctoires naturels, ces parties résorbées et il ne reste plus au vingt-cinquième jour qu'une couche de pus épaissi.

Si l'organisme est peu résistant, il ne suffit pas à éliminer ; il s'infecte, et on voit paraître les symptômes d'affaissement progressif, de fièvre légère, de sueurs plus ou moins abondantes, quelquefois du subdelirium et la mort. C'est une variété de mort par septicémie, mode de terminaison créé peut-être par l'occlusion ouatée, silicatée ou autre, ou du moins plusieurs fois observée après ce pansement.

§ 2. Je viens d'établir que le pansement ouaté ne réalise ni les conditions ni les conséquences de l'expérience physiologique sur laquelle il repose, il ne supprime ni les microblastes ni la fermentation à la surface de la plaie.

Ne réalise-t-il donc aucun avantage ?

Pourtant, objecte-on d'un air triomphant, il a donné de beaux succès entre les mains de M. A. Guérin.

M. A. Guérin a obtenu pour les grandes opérations 19 guérisons sur 34 ; il a donc eu 15 insuccès, soit 44,11 pour 100 comme mortalité (Mém.

d'Hervé). Ce n'est pas extraordinaire ; cela n'atteint pas la moyenne de la statistique des méthodes classiques : celle de M. Trélat, la dernière, donne comme mortalité une moyenne de 44 pour 100, comprenant les amputations de cuisse, de jambe, de bras et d'avant-bras. La statistique de M. Hervé n'en est pas moins fort belle pour un pansement qui, après réflexion, ne paraît pas essentiellement rationnel. Depuis, que s'est-il passé à Paris? On l'ignore.

Ces succès, faut-il les attribuer à l'éloignement des microzymas? Je ne le pense pas ; et si l'on observe la manière dont M. A. Guérin pratique sa méthode, on constate qu'il insiste singulièrement sur ce qu'il appelle la *compression élastique* du membre amputé. Il serre les circulaires de bande avec toutes ses forces sur toute l'étendue du membre. Aussi, quand le pansement est terminé, les parties malades sont tellement *immobilisées* que l'opéré peut se lever (si c'est une amputation de jambe), se tenir debout, se mouvoir sans éprouver de douleurs.

Remarquons que M. A Guérin réalise ainsi, à la fois, une *immobilisation* et une *compression* des plus parfaites.

Or, l'immobilisation et la compression sont deux conditions de cicatrisation excellentes. La compression empêche le développement d'engorgement ou d'inflammation trop intenses ; l'immobilisation favorise le travail organique réparateur. Je n'hésite pas à rapporter à ces deux conditions surtout les succès relatés par M. Guérin.

Il y a du bon, comme on le voit, dans son pansement.

Pourrait-on en dire autant de la modification qui lui a été faite à Lyon par l'inspirateur du mémoire qui vous a été lu il y a quinze jours ?

Je crois que cette modification silicatée a diminué, amoindri, dénaturé le pansement ouaté dans ce qu'il avait de bon.

En effet, on commence, dans l'ouato-silicaté, par laisser la plaie, pendant vingt minutes, exposée à l'air, sous prétexte d'hémostasie.

Ou l'auteur de la modification, ne croit pas à l'influence des microblastes sur la plaie (et je ne lui en ferai pas un crime) ; mais alors, pourquoi suivre à la lettre les précautions recommandées par M. A. Guérin dans l'achat et dans la disposition du coton? Ou il y croit ; comment alors ne voit-il pas qu'il laisse ainsi les microzymas aériens se gaudir à leur aise à la surface de la plaie, s'y insinuer, s'y loger, s'y féconder?

Quand l'heure de l'occlusion a sonné (après vingt minutes), le coton a beau

être de premier choix et immédiatement dépaqueté, il n'ensevelit pas moins
sous ses couches répétées, des tribus de microzymas plongées dans la plaie.
C'est une plaie condamnée : *hæret lethalis arundo,*

Un microzymatophobe fanatique expliquerait sans doute ainsi les résultats
statistiques obtenus, beaucoup moins beaux par cette méthode modifiée par
le silicate que par la méthode primitive de M. Guérin (1).

Pour moi, la raison de ces insuccès plus nombreux réside dans deux autres conditions d'infériorité de ce procédé modifié : *l'imperfection dans
l'immobilisation et la compression élastique.*

La compression n'existe plus dès le troisième jour, dit M. Guérin, tant le
coton s'est affaissé et tassé sous les circulaires de bande violemment serrées.
Aussi formule-t-il le précepte qu'il met en pratique, sur lequel il revient avec
insistance, de rétablir la compression élastique dès le troisième jour à l'aide
de nouvelles circulaires de bandes Il y revient le cinquième, le septième, le
neuvième et ainsi très-souvent jusqu'au douzième jour, tantôt se contentant
de remettre des bandes au-dessus des autres, tantôt ajoutant de nouvelles
couches de coton vierge. A ce prix seulement il réalise sa *compression élastique* et, comme conséquence, *l'immobilisation parfaite.*

Avec la modification silicato-ouatée, on ne remplit pas aussi bien ces deux
conditions. Le troisième jour, le coton s'est tassé ; le silicate étant inflexible,
ne le suit point pour le presser encore ; il est impossible de rétablir une
nouvelle compression autour du bandage silicaté, devenu dur comme de la
pierre. Les jours suivants, le tassement du coton se prononce encore davantage.

Comme déduction, le moignon et le membre, moins serrés, commencent,
à partir du troisième jour, à être moins immobilisés ; ils finissent par deve-
nir flottants au sein de la carapace inflexible qui les recouvre et qui laisse
des vides se former entre le coton et la peau.

C'est là, à mon avis, la raison des insuccès du pansement silicato-ouaté.
La qualification d'*inamovible* qu'on lui a donnée est malheureuse , car l'occlusion est ici bien moins inamovible que dans le procédé primitif, celui
de M. A. Guérin.

Le pansement ouato-silicaté ne réalise donc pas un progrès dans la mé-

(1) M. Guérin a eu sur 34 cas 19 guérisons : mortalité, 44,11 pour 100.
Le procédé ouato-silicaté offre sur 12 cas 4 succès : mortalité, 66,66 p. 100.

thode de M. Guérin : aucune des trois conditions capitales sur lesquelles repose l'idée de cette méthode n'y est aussi bien réalisée que dans le procédé primitif : ni la suppression de l'air, ni la compression élastique, ni l'immobilisation.

III. — *Faits cliniques*

Quittons le terrain théorique.

J'ai démontré jusqu'ici que, au point de vue des principes, la méthode dite nouvelle n'est pas supérieure à la méthode classique, qu'elle repose sur des bases théoriques incertaines qui ne sont pas la raison de ses succès, que la modification buato-silicatée est une imperfection ajoutée à une méthode qui en a déjà d'autres.

Poursuivons nos recherches et voyons, les faits à la main, si cette méthode dont nous nous entretenons tient les promesses qu'elle affirme.

1° Met-elle à l'abri de la plupart des complications des plaies ?

2° Produit-elle des guérisons qu'on n'oserait pas espérer par les autres méthodes de pansement.

3° Guérit-elle plus souvent que les autres méthodes ?

4° Guérit-elle, comme elle le prétend, tous les cas guérissables ?

Je ne tiendrai compte, pour apprécier ces propositions, que des faits qui se sont passés à Lyon, surtout de ceux dont le mémoire qui vous a été lu nous a donné la relation.

Il me serait trop difficile de m'enquérir d'une manière certaine et complète des faits de Paris. Restons donc « *in aere Lugdunensi* » ; je dirai même « *in aere hospitalensi* » si l'on veut me permettre ce néologisme. Les matériaux y sont déjà suffisants pour permettre de juger la question.

§ I. — *La méthode nouvelle met-elle à l'abri des complications des plaies ?* — Il n'est pour ainsi dire pas une complication des plaies dont elle ne nous fournisse un ou plusieurs exemples sur le petit nombre de cas pour lesquelles elle a été mise en usage à Lyon.

Elle a donné lieu à des *hémorrhagies mortelles*. Le mémoire les signale. Elles sont, je crois, au nombre de deux. La *gangrène* est observée deux fois dans les observations I et V du mémoire. Le *délire nerveux* est observé sur le sujet de l'observation III, peut-être sur celui de l'observation II.

Le mémoire cité répète, après M. Guérin, que la méthode nouvelle « supprime les *douleurs* et la *fièvre*.

Je trouve cependant consigné dans le même mémoire les mots suivants : « Plus d'une fois le pansement a été enlevé en partie ou en totalité lorsque « la plaie était *douloureuse*, ce qui était dû à une imperfection du bandage.

Sur le sujet de l'observation I, les *douleurs* furent vives et obligèrent de lever l'appareil après dix-huit heures.

Sur celui de l'observation V, il y eut des *douleurs*.

Sur le sujet de la VII° observation, *douleurs* vives : c'est le lambeau supérieur qui était serré contre le coupant de l'os sectionné.

Sur le fracturé de jambe, il y eut des *douleurs* passagères les premiers jours. Il y eut des *douleurs* sur une amputée de jambe de Sainte-Marthe.

Comme *fièvre*, voici ce qu'apprennent les températures dans les faits qui les signalent :

Obs. 3, la température atteint 41°.

Obs. 4, température entre 37° 5/10, 38, 38 5/10.

Obs. 5, température 39 9/10.

Obs. 7, la température se maintient à 40° plusieurs jours.

Obs. 10, température à 39° le troisième jour.

Observation de la fracture de jambe : la température fut les premiers jours de 39° 3/5, 39 1/5, puis 38, puis elle devint normale.

Ce sont bien là, si je ne me trompe, des températures attestant l'existence de la fièvre.

L'*odeur* fétide est reconnue dans le mémoire cité. Le vingt-quatrième jour, le pansement de la fracture de jambe donnait tellement de l'odeur qu'on l'enleva pour le remplacer par un silicate ouaté.

Arrivons aux grandes complications des plaies : septicémie, pyohémie, érysipèle, pourriture d'hôpital.

Le sujet de l'observation 1 est mort de la *septicémie*; de même ceux des observations 5 et 7. — On ne dira pas que le pansement ouato-silicaté protége contre cette redoutable complication.

La *pyohémie* n'a atteint aucun des malades pansés au silicate ouaté. Mais dans le service il n'y en a eu qu'un seul cas, dit le mémoire, et cela pour une uréthrotomie interne. Ce qui prouve que l'infection purulente n'y a pas régné épidémiquement.

Il n'est pas rare de voir dans un service de l'Hôtel-Dieu des semestres s'écouler sans qu'il se présente des pyohémies. Quelquefois il s'en produit une, deux, trois. Celui qui tirerait de l'absence de pyohémie pendant un semestre une preuve que son procédé de traitement préserve de cette complication commettrait une vulgaire faute de logique : « *Post hoc*, *ergo propter hoc*. »

D'ailleurs, il serait bien étonnant que la modification ouato-silicatée, déjà inférieure au procédé pur dont elle dérive, celui de M. A. Guérin, eût une influence protectrice réelle contre la pyohémie, quand le procédé ouaté reconnaît et publie plusieurs observations de pyohémie au moment du second siége de Paris. (Mémoire de M. Hervé.)

La protection contre l'érysipèle n'est pas davantage démontrée. On dit : Il y a eu 23 cas d'érysipèle dans le service en six mois ; sur les 23, il n'y en a pas eu sous le silicate ; donc le silicate ouaté préserve de l'érysipèle. La conclusion n'est pas contenue dans les prémisses. Voici la véritable : donc une épidémie de 23 cas d'érysipèle en six mois peut exister dans une salle sans qu'il y en ait sous les silicates. C'est tout ce qu'il est permis de déduire des deux premières propositions dont chacune devrait, du reste, être parfaitement établie.

Mais remarquons : 1° que certains érysipèles sont d'une bénignité très-grande ; ils manifestent à peine leur présence par un peu de tension, par une augmentation de température insignifiante et un embarras gastrique douteux. Ils durent quelquefois trois, quatre, cinq, six, huit jours même. Des érysipèles de cette nature peuvent parfaitement naître, se développer et s'étendre sous le bandage occlusif sans que le chirurgien s'en doute. Le bandage empêche de tout voir.

Remarquons : 2° que quelquefois la complication a été observée. « La peau était d'une rougeur érysipélateuse », sur le sujet de l'observation 10. A propos de l'amputation de jambe pratiquée à une malade de la salle Sainte-Marguerite : « La malade, pansée par l'occlusion inamovible, se plaignant « de douleur, on enleva l'appareil le neuvième jour ; la plaie était alors le « siége d'un *érysipèle*. »

Ce fait-là est positif ; c'est un érysipèle éclos et développé sous le bandage. — Oui, mais, c'est que le bandage était mal fait. — Eh bien ! si la méthode se prête si souvent à des imperfections d'application, qu'il en résulte ici un érysipèle, là des douleurs vives, des hémorrhagies, des gangrènes, etc., il faut reconnaître qu'elle est fort peu sûre et fort peu pratique.

Mais quelle est cette imperfection du bandage ? — « Il y avait un vide entre le coton et la jambe. » Je tiens cela de l'opérateur lui-même.

N'avais-je pas raison de dire que l'ouato-silicaté ne remplissait pas les conditions d'occlusion de la méthode-mère, celle de M. A. Guérin ?

Pour ce qui est de l'explication donnée à l'origine de l'érysipèle, qui aurait pénétré par ces vides, sous le bandage, pour atteindre la plaie, on me permettra d'attendre, avant de l'accepter, qu'on ait démontré : 1° la contagion de l'érysipèle ; 2° sa contagion par des germes aériens ; 3° son impuissance à naître sous l'influence de causes internes. Jusque-là je dirai : Défions-nous de la vertu anti-érysipélateuse, aussi peu vraisemblable, que quelques-uns accordent au bandage ouato-silicaté.

Quant à la *pourriture d'hôpital*, j'ai cru que le pansement occlusif était un heureux moyen pour mettre les plaies à l'abri pendant l'épidémie. Je le crois encore, et si l'on a de petites opérations à pratiquer dans ces conditions, il mérite d'être employé.

Cependant il pèse sur ce mode de pansement une accusation grave dont il n'est pas facile de l'absoudre. Que voyons-nous ? Une *épidémie de pourriture d'hôpital*, telle qu'on n'en a *pas vu depuis plus de trente ans*, éclate dans la *seule* salle dans laquelle on fait le *pansement ouato-silicaté*, à l'*époque* où l'on met en pratique la nouvelle méthode avec le plus d'ardeur. Cette pourriture se *localise* dans cette *seule* salle, n'arrive pas dans les *salles voisines*, dans lesquelles on pratique d'*autres pansements* (pansements classiques). Elle éclate sur des plaies deux jours après l'ablation du pansement ouato-silicaté. On la voit depuis quelques jours passer dans la salle Sainte-Jeanne, et là elle se produit sur qui ? sur un opéré auquel depuis deux jours on vient d'enlever l'ouato-silicaté.

Il faut reconnaître que ces faits sont de nature à inspirer de sérieuses réflexions. Quelles relations y a-t-il entre ce mode de pansement et la naissance, le développement de la pourriture d'hôpital ? Serait-ce, comme le pensent quelques-uns, l'ouato-silicaté qui aurait causé l'épidémie ?

Le pus tenu comme en serre chaude et fermentant à la surface d'une plaie se trouverait-il dans des conditions éminemment favorables pour faire éclore les germes de la pourriture d'hôpital ? Ces germes, restés latents tant qu'ils ne sont pas mis librement au contact de l'air extérieur, prendraient-ils, dès qu'on enlève l'appareil, un développement soudain et rapide ? Est-ce ainsi qu'il faut expliquer cet envahissement des plaies sorties de dessous le bandage depuis vingt-quatre ou quarante-huit heures ?

C'est une première opinion qui peut s'appuyer sur quelques arguments, mais dont je ne veux pas prendre la défense.

Ou bien faut-il croire à l'opinion si judicieusement formulée par M. Icard dans l'avant-dernière séance, et qui considère les pansements ouato-silicatés comme pouvant faire naître des conditions analogues à celles de l'encombrement ? On sait que l'encombrement est considéré comme cause productrice de la pourriture d'hôpital.

J'avoue que lorsqu'on a senti l'odeur infecte répandue, en quelques minutes dans cette salle, par les deux pansements ouato-silicatés qui y ont été présentés, il y a huit jours, on arrive à cette conviction que si dix, vingt ou trente bandages semblables exhalent à la fois de pareilles émanations dans une salle de chirurgie, la salle entière doit nécessairement être infectée. Ainsi, sans doute, se trouvent réalisées les conditions d'encombrement dont parle M. Icard.

On peut, il est vrai, soutenir encore que la maladie a été apportée du dehors. — Ce serait une importation. — Par quelle voie ? — On l'ignore ; on n'a rien supris à ce sujet.

Même en admettant cette origine de la pourriture d'hôpital, on se demande pourquoi elle reste localisée dans ce seul service ; pourquoi elle a une sorte de prédilection pour les plaies qui sortent de dessous le bandage, puisque ces plaies sont assez souvent infectées vingt-quatre ou quarante-huit heures après ; pourquoi le seul cas de diphthérie qui se produit dans une salle nouvelle (Sainte-Jeanne) éclate-t-il de préférence sur un individu qui venait deux jours auparavant de quitter le pansement silicato-ouaté.

Quelle que soit celle des trois opinions précédentes que l'on adopte, il faut reconnaître que les circonstances de l'épidémie donnent une singulière portée au raisonnement formulé dans les termes suivants :

Ou la méthode de pansement est la cause de la complication, ou elle lui prépare un terrain des plus favorables pour la fixer et l'entretenir.

Je viens de montrer que la méthode d'occlusion inamovible ne met à l'abri d'aucune complication des plaies, d'une manière absolue ; pas même de la pourriture d'hôpital, si l'on n'y prend pas bien garde, puisque plusieurs fois il a suffi d'enlever le pansement pour que la plaie fût infectée. J'ai donné à entendre qu'il fallait être réservé quant à l'accusation dirigée contre cette méthode, à propos de l'épidémie de pourriture d'hôpital.

Voyons maintenant si ce mode de pansement réalise des guérissons mer-
veilleuses comme on l'annonce.

§ 11. — *La méthode ouato-silicatée réalise-t-elle des guérisons à elle seule
possibles ?* — Le mémoire qui vous a été lu dit : « Cette méthode rend possible des succès qu'on n'eût pas osé espérer avec les anciennes méthodes
« de pansement. »

Cette phrase fait allusion à l'observation d'amputation de l'avant-bras et
à celle de la fracture de jambe. Un phthisique atteint de tumeur blanche du
poignet fut amputé à l'avant-bras. La phthisie était à son début ; le malade
guérit sous le pansement ouato-silicaté : il est en ce moment en bonne
santé.

Cela ne prouve pas, bien entendu, que sa phthisie soit guérie ; le cas est
encore trop récent pour affirmer que les poumons n'ont plus de tubercules.
Ce cas prouve que les blessures des phthisiques peuvent guérir comme celles
de ceux qui ne le sont pas.

Mais tout cela est depuis longtemps connu. D'autre part, ce n'est pas à la
méthode ouato-silicatée qu'il faut faire l'honneur de l'indication et de l'exé-
cution de l'amputation dans ces cas. Velpeau, on aurait dû m'éviter de le
rappeler, a depuis longtemps nettement formulé l'indication de l'amputation
des membres atteints de tumeur blanche chez quelques phthisiques. Il a fait
plus ; il a pratiqué cette amputation sur une jambe. Son succès a été com-
plet, car non seulement la plaie a guéri, mais encore la phthisie, entretenue
jusque-là par la suppuration et les souffrances, a disparu.

La guérison de la fracture compliquée de jambe sous le pansement ouaté
paraît causer un profond étonnement à l'auteur du mémoire déjà cité ; il
considère comme un prodige un pareil résultat.

Les deux os étaient fracturés au tiers inférieur, près de l'articulation ; on
craignait que l'articulation ne fût ouverte. M. Gayet est appelé ; il place le
membre dans une gouttière de Bonnet, garnie de coton comme toujours ; il
recouvre ensuite d'une abondante couche de coton, qu'il maintient serrée par
des bandes, puis le malade est transporté dans son lit.

Remarquons ici que le pansement n'est pas le silicato-ouaté, mais le *mé-
tallico*-ouaté, car on s'est servi d'une gouttière métallique. C'est une
deuxième modification du pansement de M. A. Guérin : mais je pense que

M. Gayet n'y attache pas trop d'importance ; aussi je ne m'y arrête pas. Le malade guérit.

C'est à coup sûr un beau cas de guérison. Mais ces guérisons sont, avec la méthode ancienne ou classique, la règle dans des cas semblables. Ces guérisons s'obtiennent dans les hôpitaux tout aussi bien qu'en ville, *in œre Lugdunensi.*

Je puis en citer un exemple qui ressemble beaucoup à celui dont il vient d'être parlé. Il s'agit d'une femme, âgée de trente-six ans, qui, dans une chute d'un premier étage, se fractura la jambe au tiers inférieur. La fracture était compliquée de plaie. Par la plaie sortait le fragment supérieur du tibia taillé en bizeau. La jambe entière était tuméfiée. Je fis rentrer la pointe qui sortait ; je maintins le membre dans une gouttière Bonnet. Je fis un pansement simple, visité tous les jours, et la malade sortit guérie la neuvième ou dixième semaine.

Je puis encore citer l'observation d'une jeune fille dont le membre inférieur droit avait été écrasé par un tronc d'arbre déraciné. Elle avait une fracture comminutive du tibia et du péroné, compliquée d'une grande plaie mesurant dix centimètres en longueur. Elle avait de plus une fracture de cuisse au quart inférieur avec chevauchement des fragments.

Mise successivement en appareil amidonné, avec fenêtre au niveau de la plaie, puis dans une gouttière de Bonnet, puis dans un bandage silicaté qui permit de faire des tractions ; elle eut sa plaie pansée selon les indications qui naissaient chaque jour ; elle guérit après des complications intercurrentes de toute nature. L'honneur de la guérison revient ici tout entier à la méthode classique.

Je pourrais citer encore le fait d'un employé de chemin de fer dont une roue de wagon avait écrasé en esquille les trois quarts supérieurs du péroné, écorné l'extrémité supérieure du tibia, produit une plaie énorme qui occupait plus de la moitié de la hauteur de la jambe dans sa région externe, et de laquelle pendaient des lambeaux de muscles contus et noircis. On m'appela, le soir, pour pratiquer l'amputation de cuisse. Je voulus tenter la conservation, ce qui parut surprendre les assistants. Le malade guérit. Une partie de la plaie fut réunie, elle se cicatrisa par première intention ; le reste fut pansé à l'aide de moyens divers qu'il serait trop long d'énumérer.

Si je cite ces trois faits, ce n'est pas dans un but statistique, mais seulement pour démontrer que la méthode classique n'est pas du tout au-dessous des moyens de la méthode ouato-silicatée. Il est inexact de dire qu'on obtient par ce dernier mode de pansement des résultats qu'on n'aurait pas osé espérer par d'autres méthodes.

§ III. — *La méthode ouato-silicatée guérit-elle plus souvent que l'autre ?*

Négligeons les petites plaies, qui guérissent toutes, quel qu'en soit le mode de pansement. On cite 8 petites amputations, 8 succès ; la méthode classique donne 12 succès sur 13. On ne peut rien conclure de ce rapprochement. Prenons seulement les grandes amputations, celles de cuisse, de jambe et de bras ; seules elles peuvent permettre de juger la question. Il y en a 12 en tout. Je ne compte pas celles d'hémorrhagies mortelles, qui sont au nombre de 2, je crois, ce qui ferait 14 *in aere hospitalensi*. Je ne prends que celles qui appartiennent au même chirurgien. Sur les 12, il y a eu 8 morts, 4 guérisons.

Cette statistique est bien différente de celle que M. Bonnafond, désireux de faire triompher sa méthode d'occlusion des yeux pour le traitement des ophthalmies, présenta à l'Académie de médecine, en 1858 : 18 cas d'ophthalmies ainsi traités, 18 succès. Cela, au moins, pouvait impressionner une assemblée ; mais ici nous avons quoi ? 4 succès sur 12. Ce n'est vraiment pas enthousiasmant.

Dépouillons ces douze cas : il y a 3 amputations de jambe, 2 guérisons (1 mort sur 3). C'est la proportion des guérisons dans la statistique de M. Trélat pour les amputations pathologiques de la jambe.

Mais pour les amputations de cuisse, la méthode ancienne perd 5 malades sur 10 (statistique de M. Trélat) ; la méthode nouvelle en a perdu 5 sur 7. c'est-à-dire dans la proportion de 7 sur 10.

Pour les amputations du bras, les deux tiers guérissent par la méthode ordinaire ; les deux malades qui ont été pansés par l'ouato-bandage sont morts.

De sorte qu'on ne remarque encore ici qu'infériorité dans les résultats généraux de la nouvelle méthode.

Il est vrai que pour atténuer l'effet d'une statistique aussi peu avantageuse, on déclare que l'amputation et l'occlusion ne sont pour rien dans les causes de la mort, et si l'on acceptait les indulgents commentaires de l'auteur du mémoire, on arriverait à cette conclusion : que le pansement ouato-silicaté a vraiment guéri tout ce qui était guérissable ; quant au reste, il n'en pouvait pas davantage. « Ceux qui avaient des chances de guérir ont guéri, » dit le mémoire.

Ceci nous force à entrer dans l'étude critique des faits.

§ IV. — *Les malades qui ont succombé étaient-ils tous au-dessus des ressources de l'art ?* — Le premier malade avait une fracture de jambe compliquée d'une plaie de la largeur d'un franc et d'une vaste ecchymose. On veut l'amputer. Sur son refus, on le met sous le bandage silicaté. Au bout de dix-huit heures, les vives douleurs et l'état général mauvais obligent d'enlever l'appareil. On trouve plusieurs plaques de gangrène sur la jambe et un engorgement notable du membre. On ampute alors, on remet encore un silicato-ouaté, et la mort arrive.

Je commence par déclarer que ce cas était très-grave dès le début et que la responsabilité de ce qui est arrivé plus tard doit surtout peser sur le refus du malade. Rien à reprocher à la conduite du chirurgien, qui s'est comporté *secundum artem*. Mais le pansement ouato-silicaté est-il indemne de toute responsabilité ? J'aurais quelque reproche à lui adresser. L'occlusion ainsi pratiquée n'a pas permis d'assister au développement de la première plaque gangréneuse. Aussi, quand on enlève le bandage après dix-huit heures, il y a déjà de nombreuses plaques de gangrène et un gonflement considérable du membre. Je répète que le cas était grave. Mais avec un autre procédé d'occlusion ou même avec la méthode ordinaire de pansement, n'aurait-on pas été averti dès le début de la complication naissante ? Et, alors, n'aurait-on pas pu intervenir rapidement dès la formation de la première plaque de gangrène ? On sait qu'en agissant ainsi, avec célérité, des chirurgiens ont eu de remarquables résultats. On ne peut donc pas dire, d'une manière absolue, que le cas fût, à cette date, au-dessus de toutes chances de guérison. Mais le pansement ouato-silicaté, en conduisant à un retard dans l'intervention (c'est une condition inhérente au bandage), a été préjudiciable à la cause du succès.

Si encore il avait pu réparer le dommage causé. Mais non : appliqué après l'amputation, il n'obtient rien de mieux que tout autre mode de pansement ; la gangrène continue à se produire et la septicémie emporte le malade. En toute logique, on ne peut pas distraire absolument ce fait du nombre de ceux qui peuvent être mis, dans une certaine mesure, à la charge du pansement ouato-silicaté.

Le sujet de l'observation 3 porte une fracture compliquée de la jambe et une autre fracture compliquée de plaie du bras. Tout cela est placé, le soir, sous un silicato-ouaté. Le lendemain on ampute la cuisse. *Quelques heures après* le malade prend un délire furieux qui le tue.

La complication qui met un terme à la vie est survenue *quelques heures* après l'amputation de cuisse ; peut-on croire que celle-ci n'y ait été pour rien ? Est-ce qu'une mutilation pareille n'est pas un nouveau traumatisme effrayant ? n'occasionne-t-elle pas une nouvelle perte de sang et une secousse morale terrible ? puissantes conditions de production du délire nerveux. Faut-il donc rapporter ce délire nerveux uniquement au traumatisme antérieur à l'amputation ? et faut-il refuser absolument d'admettre cette mort dans sa statistique parce que le cas était trop grave.

Il n'est pas permis de raisonner ainsi, les ressources de la nature, même en présence d'un grand traumatisme, sont infinies et variées. Il ne manque pas d'exemples de guérisons d'amputations doubles ; ce sont des cas aussi graves.

Il convient, du reste, de bien se souvenir de ce point : c'est qu'on ne fait jamais une amputation de cuisse pour une lésion insignifiante. On la pratique toujours pour les cas très-graves, excessivement graves. C'est un moyen extrême. Si on trouve une planche de salut autre que cette amputation, on s'empresse de la saisir plutôt que d'opérer. On ne fait l'amputation de cuisse que lorsqu'on ne peut faire mieux. Ce n'est pas une raison pour ne pas laisser à son compte les cas de mort qu'elle produit ou qui arrivent à sa suite. Elle pèse toujours d'un grand poids sur le plateau de la balance qui doit entraîner le malade.

Et vraiment, où irait-on en récusant la responsabilité des faits quand ce sont des insuccès ? On aurait toujours, à propos des grandes amputations, d'excellentes raisons pour accuser la nature, et jamais la méthode employée. Chaque méthode serait alors regardée par son auteur comme excellente. Il ne serait plus possible d'en juger aucune. Chacune se déchargerait de sa mortalité en déclarant que les malades étaient déjà « *presque morts avant l'opération, suivant le langage pittoresque* » du mémoire cité.

Il convient d'accepter tous les cas, bons et mauvais, et la statistique, qui a toujours compté avec tous, doit être maintenue avec ce même caractère. C'est un bon moyen de comparer les faits en masse et d'en déduire de légitimes et utiles conséquences.

Le sujet de la cinquième observation, jeune (28 ans), robuste, a une fracture de jambe avec plaie. On ampute la cuisse. Par crainte d'une hémorrhagie, on bourre la plaie de boulettes de coton perchloruré, et on place le pansement silicaté.

Le lendemain on est effrayé des douleurs, de la fièvre, du liquide noirâtre et putride qui s'écoule (le perchlorure n'en fait pas d'autre). On remarque les bords de la plaie, d'aspect un peu gangréneux.

On refait l'amputation au milieu de la cuisse. La mort arrive le onzième jour par septicémie.

Peut-on croire ici qu'une amputation de cuisse, répétée deux fois en deux jours, ait été sans influence sur la marche à une terminaison fatale, et cet insuccès mérite-t-il, oui ou non, d'être classé dans la statistique comme cas de mort à la suite d'amputation de cuisse.

Les deux amputés de cuisse pour lésion pathologique se ressemblent assez par l'âge, l'épuisement, les souffrances, la lésion du genou.

L'un guérit : vite on en accepte la responsabilité. L'autre meurt : cette mort ne doit pas entrer dans la statistique ni peser à la charge du bandage ouato-silicaté.

Si cet homme est mort, c'est qu'il était inguérissable. Mais puisqu'il était inguérissable, qu'avait-il ?

On déclare qu'il « devait probablement avoir quelques lésions cachées, « telles que dégénérescence, soit amyloïde des reins, de la rate ou du foie, « soit tuberculeuse du poumon, etc. »

Notons que l'autopsie n'a pas été faite, et qu'on n'avait constaté aucune trace de ces lésions par l'exploration du malade avant l'opération.

Singulière pétition de principe ! On doit nous démontrer que la méthode nouvelle guérit tous les cas guérissables, et on fait l'inverse : on établit qu'un cas dans lequel la mort est survenue n'était pas guérissable, puisque la méthode nouvelle ne l'a pas guéri.

La logique dit que ce malade est mort de son amputation de cuisse ; que le bandage ouato-silicaté n'a nullement prévenu la mort ; qu'au contraire ce bandage a favorisé la terminaison malheureuse en retenant le pus au contact de la plaie. Ce pus s'est résorbé ; il a infecté l'organisme, il a produit cette trilogie symptomatique : affaissement progressif, fièvre, sueurs profuses, qui caractérise une forme de septicémie déjà observée dans les pansements par occlusion.

En limitant l'anayse critique à ces faits, et sans qu'il soit besoin de scruter plus loin et plus profondément, on voit que la mortalité, dans la statistique signalée, n'a pas uniquement pesé sur des malades au-dessus des ressources de l'art, et qu'il n'est pas exact de dire que le nouveau mode de pansement guérit tout ce qui a quelque chance de guérison.

IV. — *Conclusions.*

En résumé, la méthode ouato-silicatée ne mérite pas les louanges exagérées qu'elle se donne dans le mémoire qui vous a été lu.

Ni elle n'est supérieure à la méthode ordinaire dans ses principes, ni elle ne repose sur des idéees théoriques bien démontrées ; ni elle n'est un perfectionnement de la méthode de M. A. Guérin.

Elle ne protége pas contre les complications des plaies ; elle ne produit pas des succès qu'on n'oserait espérer avec d'autres méthodes ; elle n'a pas une statistique lyonnaise favorable ; elle ne guérit pas tous les cas qui offrent quelques chances de guérison.

Les conclusions renfermées dans le mémoire cité sont donc erronées sur tous ces points.

Je ne pense pas pour cela qu'il faille condamner, d'une manière absolue, la méthode de l'occlusion ouatée. Elle peut rendre des services, elle a ses indications, et, en conséquence, elle mérite d'entrer dans la grande méthode rationnelle comme un moyen qui aura parfois son utilité.

Elle est indiquée lorsque, au milieu d'une épidémie de pourriture d'hôpi-tal, maladie démontrée *essentiellement contagieuse*, on est obligé de prati-quer une petite opération. Beaucoup de chirurgiens, depuis Delpech, re-commandent de protéger les plaies, dans ces cas, contre la contagion. Le pansement ouaté est un excellent moyen de protection pour elles.

On aura soin, alors, d'appliquer le procédé d'occlusion qui réalisera le mieux la soustraction de la plaie au contact de l'air pendant un temps très-long ; car le pansement ne devra pas être renouvelé pendant toute la durée de la plaie, sinon on exposerait celle-ci à la contagion.

Il est inutile de recommander pour cela le pansement tout pur de M. A. Guérin. On sait que le procédé modifié, ou l'ouato-silicaté, laisserait in-failliblement des vides se faire entre le coton et la peau. Ce serait un mau-vais procédé dans ce cas.

L'occlusion ouatée est encore indiquée, comme l'a établi M. A. Guérin, lorsqu'un amputé doit être transporté au loin ; par exemple, sur les amputés d'un champ de bataille, lorsqu'on se propose de les évacuer rapidement sur un hôpital éloigné. Elle permettra le transport sans trop de douleur et dans des conditions de compression et d'immobilisation des plus avantageuses.

Je pense que, dans ces cas, la méthode ouatée ne devra pas être suivie avec un rigorisme absolu ; il sera prudent, à l'arrivée de l'amputé dans son hôpital définitif, d'enlever l'appareil et de traiter la plaie selon les préceptes classiques.

Pour un pansement qui ne doit durer que deux, trois ou quatre jours, il est inutile d'ajouter du silicate, ce qui compliquerait la mise en appareil sans résultats meilleurs ; il faut éviter tout ce qui n'est pas nécessaire, encombre et fait perdre du temps sur le champ de bataille.

Ainsi employé dans de grandes guerres, le pansement ouaté de M. A. Guérin, non modifié, pourra rendre d'incontestables services.

On voit par ces conclusions que la petite modification silicatée faite au procédé de M. A. Guérin, inférieure en tous points, je ne dis pas à la méthode classique, mais au pansement pur de M. A. Guérin, non-seulement ne doit pas être érigée en un système exclusif de traitement des plaies, mais encore qu'elle ne trouve pas son application dans les cas pour lesquels la méthode ouatée est indiquée.

SECOND DISCOURS

En prenant la parole, il y a une quinzaine de jours, je répondais aux prétentions d'une méthode de pansement supérieure, disait-on, et destinée à remplacer les autres dans les hôpitaux. On ajoutait qu'elle ne valait rien pour la ville. Je trouvais singulière cette manière de s'annoncer. Pourquoi ne valait-elle rien pour la ville ? Y aurait-il en, par hasard, dans les tentatives faites en ville, une statistique plus déplorable encore que celle des hôpitaux ?

Cette réflexion m'inspirait une légère défiance vis-à-vis de la nouvelle venue. Je devais néanmoins l'étudier avec soin.

J'ai fait cette étude consciencieusement, loyalement, envisageant la méthode sous toutes ses faces : grands principes chirurgicaux, conditions théoriques, résultats pratiques, tout a été scruté, et, en tous points, la méthode s'est trouvée inférieure.

On a cherché à répondre à quelques-uns des arguments que j'avais avancés à ce propos ; mais, ou l'on a glissé sur ceux qui sont importants, ou d'autres, mal compris par mes contradicteurs, ont été discutés dans un sens différent ; aucun n'a été renversé.

On a rappelé les inconvénients connus des pansements très-répétés des plaies. Il est certain qu'en pareille matière il faut savoir garder une juste mesure. Il faut les pansements nécessaires, et il convient qu'il soient pratiqués avec une extrême douceur.

On a respecté la plupart des grands principes chirurgicaux, excepté pourtant, celui de la surveillance directe des plaies.

Mes contradicteurs s'obstinent à professer que le thermomètre dans le rectum, l'habitus du malade et les douleurs qu'il éprouve suffisent pour faire connaître exactement l'état d'une plaie. Ils déclarent qu'on voit ainsi tout aussi bien que lorsqu'on observe la plaie avec les yeux, qu'on la touche avec les doigts et qu'on la sent avec l'organe de l'odorat. Je renonce à les convaincre sur ce point.

Les mêmes contradicteurs ne conçoivent pas qu'un érysipèle puisse échapper à leur observation, faite toujours à l'aide du thermomètre. Ils ont adopté l'idée que l'érysipèle s'accuse toujours par une température de 40° au moins. Ils ignorent des faits tout récents, consignés dans la thèse d'un de nos jeunes docteurs, M. Courbon. Ils auraient vu dans cette publication des températures d'érysipèle à 37° 1/2, 38, 38 1/2.

Ils soutiennent encore que le pansement préserve de l'érysipèle ; ils ne s'aperçoivent pas du singulier syllogisme qu'ils commettent à ce sujet et dont j'ai déjà signalé le vice il y a quinze jours.

Non-seulement ils ne s'aperçoivent pas qu'ils ne raisonnent pas juste sur ce point, mais encore ils se gardent de parler, dans leur nouvelle dissertation, de l'érysipèle éclos sous leur bandage ouato-silicaté, salle Sainte-Marguerite. Pourquoi dissimuler ce fait ? Il existe, il est réel.

Nos contradicteurs continuent à croire que l'occlusion inamovible préserve de la pyohémie, et M. Gayet perd son temps à leur apporter un fait manifeste de pyohémie éclatée sous l'occlusion inamovible telle qu'ils la pratiquent.

Quant à la pourriture d'hôpital, ils ont, paraît-il, reconnu aujourd'hui qu'elle avait été importée de l'extérieur ; cela n'enlève rien à la valeur de certains arguments de ma dissertation précédente.

Mais je craindrais, par des répétitions, d'abuser de la bienveillante attention de la Société. Je n'insiste pas. Je veux apporter à la discussion des faits et des arguments nouveaux.

J'envisagerai la question : 1° au point de vue théorique ; 2° au point de vue pratique.

I. — *Point de vue théorique.*

Il y a lieu d'être surpris, messieurs, de voir avec quelle facilité on s'empare d'un fait expérimental, sans l'étudier, pour en faire la base théorique de tout un édifice pratique.

On saisit une expérience par les cheveux, on cherche à imiter plus ou moins, dans la pratique, une ou plusieurs de ses conditions, et voilà la méthode lancée.

On ne s'inquiète nullement de savoir si on réalise vraiment l'expérience qui sert de point de départ. On ne s'inquiète pas de savoir non plus si, dans le cas de non réalisation de l'expérience, on n'expose pas à de fâcheuses conséquences l'individu sur lequel la méthode est appliquée.

Étudions un peu mieux, messieurs, les expériences de M. Pasteur, puisque c'est à elles que l'on s'est adressé, et voyons ce qui en découle.

§ I. — L'expérience que l'on invoque comme fondement de la méthode est la suivante :

M. Pasteur fait bouillir des infusions de foin et de viande, de manière à les dépouiller de tous les germes de putréfaction qu'elles peuvent renfermer; puis il les met dans le vide. Il fait àlors arriver de l'air filtré à travers du coton. Cet air, épuré de ses corpuscules aériens, arrive dans les infusions. Aucune putréfaction ne s'y produit. Si on laisse entrer quelques germes, la putréfaction s'opère. Donc, les microgermes aériens sont la cause de la putréfaction.

On transporte l'expérience sur l'homme. On croit faire un filtre avec du coton ; on ne se doute pas que les conditions du filtre sont déjà assez difficiles à réaliser dans les expériences signalées. Mais s'occupe-t-on des autres conditions de l'expérience ? Fait-on bouillir les liquides putrescibles qui sont à la surface de la plaie, pour les dépouiller de leurs microzymas ? Fait-on le vide après en attendant qu'on mette le coton ? Rien de tout cela n'est pratiqué.

On parle bien, je le sais, de lotions avec l'acide phénique, et l'on croit remplacer ainsi l'ébullition. Ce n'est pourtant pas la même chose. Et puis, l'acide phénique, à quoi sert-il, en vérité ?

Il fut un temps où l'on pouvait le considérer comme un agent microzymaticide.

Cet acide, venu pour la première fois devant l'Académie des sciences en 1865 (MM. Déclat, Lemaire et Bobœuf en vantaient les merveilles et se disputaient la priorité de sa découverte), cet acide, dis-je, réputé alors occiseur d'animalcules, fut accueilli dans le monde médical avec une faveur inusitée ; on en lava les plaies, on en inonda les hôpitaux : on en fit avaler aux varioleux, aux typhoïdiens. à toutes les maladies supposées microzymateuses.

Depuis, messieurs, des données scientifiques précises se sont produites. La thèse de M. Danion (Strasbourg, 1869) est très-instructive sur ce point; elle fait autorité.

M. Danion a expérimenté l'acide phénique sous les yeux de M. Feltz lui-même, dont on ne conteste ni la haute valeur ni la grande probité scientifique. M. Feltz se déclare responsable des faits consignés dans le travail de son élève.

M. Danion prend du sang chargé des bactéridies de la fièvre typhoïde; il l'injecte à une première série de lapins. Il prend la même quantité du même sang, y ajoute de l'acide phénique, l'injecte à une seconde série de lapins. On pourrait croire que ces derniers lapins, recevant un sang désinfecté par l'acide phénique, n'ont pas pas succombé à l'intoxication : ils sont morts comme des premiers, souvent même avant eux. Ce qui démontre que l'acide phénique ne tue nullement les principes infectieux du sang injecté.

M. Danion a fait plus : il a recueilli du sang chargé de microzoaires; il s'est assuré, à l'aide du microscope, de la vitalité et de l'agilité parfaite de ces petits animalcules, puis il a versé de l'acide phénique sur ce sang.

Vous pensez peut-être que les vibrioniens sont tombés foudroyés? Il n'en est rien : ils ont continué à vivre, à s'ébattre avec autant de souplesse et d'activité. Le douzième jour ils n'avaient encore rien perdu de leur vitalité.

Il n'est donc pas permis aujourd'hui, au nom de la science, de considérer l'acide phénique comme un occiseur de microzoaires.

Vainement les occlusionnistes au coton laveront la surface de leurs plaies avec cet agent, qu'ils cessent de s'illusionner, ils ne tueront pas les micro-germes qu'elles portent.

Ils auraient, d'ailleurs, un liquide vraiment microzymaticide (je pourrais les guider dans leur choix et leur signaler notamment la *solution quinique* des microzymatologistes), ils ne parviendraient pas à purger complétement une plaie des germes aériens qui se logent dans ses anfractuosités? Il faut savoir, en effet, que l'air s'infiltre avec une grande facilité à une certaine profondeur de la plaie, au moment où elle est produite. Après l'extirpation d'une tumeur du sein, quand on s'est arrêté à la surface de cette mince pellicule celluleuse qui recouvre les fibres musculaires du grand pectoral, qui n'a pas remarqué cette pellicule soulevée par des bulles quelquefois nombreuses? Ces bulles sont formées par de l'air : de l'air microzymateux, certes, car il y en a toujours et en quantité innombrable de ces germes aériens dans tout l'air atmosphérique qui nous entoure. Cet air, avec ses corpuscules, a pénétré sous cette pellicule sans doute pendant les mouvements de l'opération ou les manœuvres de lavage, etc., etc. Quoi qu'il en soit, ces bulles ne sont pas du tout faciles à détruire. Le lavage est impuissant contre elles ; un lavage avec une solution microzymaticide les trouverait parfaitement indifférentes, et les mycrozymas logés sous la pellicule seraient entièrement soustraits à l'action du liquide destructeur.

Ce qui se passe avec évidence dans les cas que je viens de signaler se produit aussi dans les plaies d'amputation.

Quand, après la section de la peau, on dissèque le tissu cellulaire, les aréoles de ce tissu sont ouvertes. L'air avec ses corpuscules se précipite contre leurs parois. Ces aréoles sont, alors, autant de petites vessies, brusquement contaminées. Cependant elles obéissent aux rétractions des parties voisines. L'élasticité de la peau et des autres tissus les entraînent. Ainsi tiraillées, elles se plissent, s'enroulent sur elles-mêmes et enroulent, dans leur cavité, les microzymas qui s'y sont logés.

Les vésicules du tissu cellulaire ne sont pas les seules organules qui se chargent d'enfouir les microzymas : les vaisseaux, les tendons, les fibres musculaires même, au moment de leur section, se rétractent chacun dans leur gaîne celluleuse propre. Chacun, en se rétractant, fait une sorte d'aspiration sur l'air, qui les suit avec précipitation, toujours chargé de ses microzymas. L'air qui suit les tendons, les artères, s'enfonce quelquefois très-loin, et c'est ainsi que la plaie, dont la surface n'est point lisse comme une glace, mais au contraire semée d'une multitude de dépressions cylindriques, triangulaires, prismatiques, etc., loge dans ces culs-de-sac profonds des microzymas qu'il est impossible d'atteindre et de détruire. Que peut faire une lotion microzymaticide ?

Supposons cependant l'occision de tous ces petits êtres ; aucun n'a été épargné. S'est-on occupé de placer immédiatement la plaie sous le vide, comme dans l'expérience de M. Pasteur ? Aucunement. On met du coton de suite, c'est vrai, mais durant le temps qui sépare le moment où cesse le lavage pour faire place à l'application du coton, la plaie a le temps d'être souillée. Le coton lui-même, malgré sa virginité, ne peut passer du paquet dont on le sort sans rencontrer de germes aériens et s'en charger.

Nous voyons donc, messieurs, que l'expérience de M. Pasteur n'est pas du tout réalisée et qu'elle n'est pas réalisable.

En voulons-nous une preuve plus manifeste encore? Observons le pus des blessés pansés suivant les procédés d'occlusion ouatée inamovible ou non : toujours il est putréfié. L'odeur qu'il répand en est la preuve la plus frappante. Toujours il renferme une multitude de microzymas qui ne devraient pas s'y trouver si l'expérience de M. Pasteur était réalisée.

Ainsi la méthode nouvelle s'appuie sur une base théorique dont elle ne remplit aucune des conditions. Cette base n'est pas sérieuse.

§ II. — Mais, messieurs, a-t-on réfléchi à ce qui pouvait survenir si, en pratiquant l'occlusion, on ne réalisait pas l'expérience de M. Pasteur? S'est-on douté qu'on allait exposer, ainsi que je le dis plus haut, à des conséquences fâcheuses les sujets expérimentés? Je parle toujours au nom de la théorie. Il faut que nous sachions, messieurs, où conduit la pratique de l'occlusion inamovible. C'est toujours M. Pasteur que nous prendrons pour guide.

Ce savant ne s'est pas borné à instituer la seule expérience que l'on prend pour base de l'occlusion inamovible ; il en a fait beaucoup d'autres, il s'est occupé notamment d'étudier la putréfaction à l'abri du contact de l'air et la putréfaction]à l'air libre.

Il faut peu d'air, messieurs, pour qu'un liquide, renfermé dans un matras, devienne tout à coup susceptible de fermenter. MM. Joly, Musset, Pouchet ne demandent, eux, qu'un centimètre cube d'air, pris en un point quelconque du globe, pour que le liquide du matras dans lequel on l'introduira soit pris de putréfaction. Il suffit souvent de déboucher le bol en expérience pour que l'impression microzymatique soit produite.

Eh bien ! messieurs, dans ces liquides putrescibles, ainsi exposés au contact de l'air et soustraits ensuite au contact de ce fluide, que se passe-t-il? Le voici :

Dans les vingt-quatre premières heures, le monas crépusculum et le bactérium termo naissent dans le liquide et dévorent l'oxygène qu'il renferme. Quand il n'y a plus d'oxygène, ils meurent et tombent au fond du vase. Alors apparaît une nuée de vibrioniens : ceux qui ne peuvent pas vivre au contact de l'oxygène ou de l'air atmosphérique. Ce sont les vibrions de la putréfaction, c'est le vibrio lineola, le vibrio tremulans, le vibrio subtilis, le vibrio regula, le vibrio prolifer, le vibrio baccillus, six espèces très-bien décrites par M. Erlanger, et qui se prennent à proliférer avec une abondance dont l'espèce humaine ne donne pas une idée.

Or, messieurs, ils attaquent en même temps le liquide dans lequel ils sont ; ils le modifient, ils y produisent des décompositions, des dédoublements de toute nature. Il en résulte un liquide d'une putridité telle, d'une odeur tellement révoltante que c'est avec grand'peine que M. Pasteur peut en examiner une goutte sous le microscope pendant quelques minutes.

Supposons par la pensée qu'en un point du matras de M. Pasteur nous ayons la surface d'une plaie ; comme cette surface serait merveilleusement placée pour absorber les produits infects du matras !

Cette supposition et cette expérience, l'occlusion inamovible les réalise :

Elle laisse les liquides putrides de la plaie se putréfier et donne lieu aux produits de la pire espèce ; cette putréfaction s'opère en présence d'une plaie qui souvent ne demande qu'à absorber, pour peu qu'un de ses bourgeons soit légèrement érodé à sa surface.

Cette putréfaction à l'abri de l'air, il faut le savoir, est, au point de vue où nous nous plaçons pour les plaies, beaucoup plus défavorable que la putréfaction au contact de l'air.

Deux autres expériences de M. Pasteur contribuent à le démontrer avec une autorité irrécusable.

M. Pasteur met un liquide putrescible dans un vase et il le laisse en contact avec l'air. Voici ce qui se produit :

Dans les vingt-quatre premières heures, l'oxygène de la solution disparaît, absorbé par les deux espèces d'animalcules que je signalais plus haut. Les vibrios de la putréfaction attendent la disparition de cet oxygène pour naître et se développer ; mais le liquide est en contact avec l'air atmosphérique qui ne leur permet pas de vivre. Comment vont-ils se développer ? Voici le stratagème employé par la nature : une innombrable quantité de microzoaires flottants dans l'air, vibrio mucor, mucédinées, etc., etc., se dépose à la surface du liquide pour y former une pellicule mince, transparente, irisée. Cette pellicule, qui s'épaissit bientôt, finit par recouvrir complètement la surface du liquide ; elle joue alors le rôle d'un bouchon qui empêche le contact direct de l'air atmosphérique avec le liquide du vase. Les vibrios de la putréfaction profitent de cette occlusion pour naître, se développer et entreprendre leur singulier travail de décomposition du liquide en principes immédiats de la pire fétidité.

Toutefois, à mesure que ces principes sont produits, la pellicule formée par la masse des petits organismes aériens (vibrioniens, mucor, mucédinés, etc.), entre, elle aussi, en fonction. Elle agit sur ces principes de la putréfaction en les brûlant et en les rejetant dans l'atmosphère sous la forme de vapeur d'eau, d'acide carbonique et d'ammoniaque. C'est une véritable combustion qui s'opère par ces petits agents comburants. Il y a donc là un double travail : *putréfaction* au-dessous, *combustion* à la surface. Sous cette double action le liquide va s'épuisant, quelquefois avec rapidité.

Nous concevons déjà qu'une plaie exposée au contact de ce liquide aurait à absorber des produits de putréfaction, en moins grande quantité et pendant un moins long espace de temps.

Voici la quatrième expérience de M. Pasteur ; elle est, celle-ci, pour nous capitale.

Il s'agit de faire putréfier un liquide putrescible en l'étendant en couche mince à la surface d'un corps.

Or, messieurs, dans ce cas il ne se produit aucune putréfaction : ni monas, ni bactérium, ni vibrio lineola, tremulans, subtilis, régula, prolifer, n'y prennent naissance et ne s'y développent. Seulement, à la surface du liquide, les petits organismes, agents comburants, dont je parlais plus haut, attaquent la couche liquide, la détruisent par combustion et la livrent à l'atmosphère sous forme de vapeur d'eau, d'ammoniaque et d'acide carbonique. Ce n'est pas de la putréfaction, c'est une combustion.

Vraiment, messieurs, en réfléchissant aux résultats obtenus par les précédentes expériences, on se demande comment on a pu arriver à ériger en pratique pour le traitement des plaies la réalisation de l'expérience la plus fâcheuse des quatre que je viens de signaler : celle de la putréfaction à l'abri du contact de l'air.

La déduction pratique qu'il est permis de tirer légitimement de ces faits est tout autre. La voici :

Nous nous rapprocherons d'autant plus de la perfection dans le traitement des plaies que nous chercherons à mieux réaliser la quatrième expérience de M. Pasteur : faire qu'à la surface de la plaie il n'y ait jamais qu'une couche extrêmement mince de produits putrescibles ; c'est le moyen de se mettre à l'abri de la putréfaction.

La méthode rationnelle et classique n'a pas de désir plus ardent que d'atteindre un pareil but. Elle le recherche par des abstersions fréquentes, par des inspections répétées et par des modes de pansement variés, dont la pratique de M. Maisonneuve, notamment, paraît réaliser un véritable progrès.

On le voit, l'étude, faite au flambeau de la science pure, des bases théoriques sur lesquelles repose la méthode d'occlusion inamovible, ne lui est pas favorable. Cette étude met en évidence son infériorité. Elle montre combien ses promesses sont fallacieuses, puisque, impuissante à réaliser les conditions expérimentales sur lesquelles elle se fonde, cette méthode livre les plaies aux fâcheuses conditions de la putréfaction à l'abri de l'air.

Au point de vue théorique, l'occlusion inamovible est donc irrationnelle et paraît dangereuse.

Quittons le terrain théorique, si important cependant, puisque non-seulement le vulgaire, mais les hommes de science eux-mêmes en subissent si facilement l'influence.

Passons à l'étude des assertions pratiques de l'occlusion inamovible.

II.

§ 1. — Revenons, messieurs, aux faits d'amputation qui nous sont fournis par le mémoire lu à l'appui de l'occlusion inamovible.

Concentrons notre attention sur les grandes amputations, celles de cuisse, de jambe, de bras, d'avant-bras, les seules que nous puissions soumettre à un sérieux examen comparatif.

On en rapporte douze. J'en ajoute une qui a été omise et que je signalerai bientôt : cela fait treize.

Sur ces treize cas, deux ne sont ni de l'occlusion ni de l'occlusion inamovible (observation 5 et 10).

Le premier est un amputé de cuisse. On lui place un ouato-silicate au perchlorure de fer. On l'enlève le deuxième jour, on réampute et on panse avec de l'huile phéniquée *tous les jours* jusqu'au neuvième, date de la mort.

Je mets au défi l'esprit le moins impartial de voir là une occlusion inamovible. C'est un exemple de pansement répété tous les jours. La méthode classique n'enseigne pas mieux.

C'est donc un cas qu'il faut rayer de la liste des treize ; c'est un insuccès, d'ailleurs, on n'en sera pas trop fâché.

Le sujet de l'observation 10 est un amputé de jambe. On lui place aussi un ouato-silicate au perchlorure de fer ; puis le troisième jour en enlève l'appareil et on panse le malade avec l'huile phéniquée tous les trois ou quatre jours jusqu'à la fin : celui-là guérit.

Il n'y a là aucune espèce d'occlusion ni d'inamovibilité. Je vois cependant dans ce fait quelque chose qui n'existe pas dans la première observation : on place après le premier appareil un deuxième appareil silicaté. et comme on fait le pansement tous les trois jours, le silicate restant, on est obligé d'admettre qu'il reste là, entourant le membre au-dessus de la plaie, un cylindre ouato-silicaté.

C'est quelque chose, messieurs, mais ce quelque chose n'est ni une chose nouvelle ni une chose bonne. Ce n'est pas une chose nouvelle, car il y a quatre ans, en 1869, nous avons mis en pratique ce mode de traitement. Nous faisions alors, paraît-il, de l'ouato-silicatisme sans le savoir, absolument comme M. Jourdain faisait de la prose.

Nous avons notamment mis en pratique ce procédé pour un cas d'amputation de cuisse auquel j'ai déjà fait allusion il y a quinze jours. Je plaçai à cet amputé un ouato-silicate de la plus belle eau, non pas seulement sur la racine du membre, mais prenant tout le bassin et remontant jusqu'au nombril. Mon but était de réaliser l'immobilisation de ces masses molles et flasques de chair que présente tout moignon d'amputé de cuisse. J'espérais aussi obtenir par ce moyen une compression qui éloignerait les accidents inflammatoires. Je fis donc mon ouato-silicate et je pansai la plaie suivant les indications de Lister.

Le troisième jour, je crus que le membre amputé avait maigri ; il ne remplissait plus autant son bandage. Le quatrième, je m'aperçus bien vite que ce n'était pas le membre qui maigrissait, mais le coton qui se tassait et se feutrait. Les jours suivants, le bandage était tellement relâché qu'il ne remplissait plus son office ni de compresseur ni d'immobilisateur.

Si encore il n'avait eu que ces inconvénients ! mais il laissa se produire des fusées sans que j'aie pu m'en apercevoir ; car on ne voit pas à travers l'ouato-silicate, même avec le thermomètre, vous le savez déjà et l'apprendrez encore. C'était donc une mauvaise innovation ; je m'empressai de la rejeter.

Et voilà pourquoi je disais tout à l'heure que le *modus faciendi* adopté pour le sujet de l'observation 10 n'était ni neuf ni bon. Il appartient à la méthode classique, qui ne saurait s'en glorifier.

A côté, messieurs, de ces deux faits, qui rentrent dans la méthode classique, il y en a un autre (observation 7) qui n'appartient ni à la méthode classique pure ni à l'occlusion inamovible.

C'est un amputé de cuisse : on lui met un ouato-silicate ; puis le quatrième jour on l'enlève ; il y avait de la douleur. On le remet ; puis le huitième jour on regarde encore la plaie. Pourquoi cela ? On ne le dit pas. L'individu meurt le onzième jour.

Vraiment, messieurs, ce n'est pas là de l'occlusion antimiasmatique, puisqu'on va deux fois en si peu de jours livrer la plaie au contact des microzoaires aériens. Ce n'est pas non plus précisément du pansement classique, c'est une espèce de procédé hybride qui ne repose sur rien, dans lequel on se conduit d'après des indications inconnues, et qui, du reste, produit un résultat peu enviable : l'individu meurt.

Sauf ces trois cas, tous les autres sont de véritable occlusions inamovibles.

Occlusion inamovible, l'amputé de cuisse n° 1 ; il garde son bandage jusqu'à la mort, qui à lieu le troisième jour.

Occlusion inamovible, l'amputé de cuisse n° 2 ; il garde son bandage jusqu'à la mort, qui survient le quatrième jour.

De même l'amputé de cuisse n° 3 ; il meurt avec son bandage la cinquante-sixième heure.

De même l'amputé de cuisse n° 4 ; il garde son bandage jusqu'au vingt-unième jour ; on le remplace alors par un second. Ce malade guérit.

Occlusion inamovible, le n° 6 ; amputé de cuisse dont le bandage est changé le vingt-deuxième jour. C'est un cas de guérison.

Occlusion inamovible le n° 8 ; double amputé de jambe, mort avec son bandage au bout de peu de jours.

Le n° 9 est un enfant de 13 ans amputé de jambe qui garde son bandage trois semaines, puis trois semaines encore ; guérison.

Le n° 11 est encore un exemple d'occlusion inamovible ; c'est l'amputé du bras qui va mourir à Oullins entre les mains de M. le docteur Dupuis.

Le n° 12 est un amputé d'avant-bras, guéri avec les conditions de l'oclusion inamovible.

Le n° 13 est encore un exemple d'occlusion inamovible suivi de mort.

A propos de ce n° 13, messieurs, qu'il me soit permis de faire une réflexion :

On nous présente une méthode nouvelle ; on professe pour cette méthode une admiration sans égale. On se passionne pour elle à ce point qu'on ne veut lui reconnaître aucun défaut. Si elle commet quelques fautes, vite on la met à couvert. Ce n'est pas elle qui est la coupable, c'est nous, « le bandage était mal fait. » Mais puisque cette méthode est si parfaite, que ne la présentez-vous dépouillée des ornements dont vous la parez ? Que n'imitez-vous l'orateur antique qui ne craignit pas, devant l'aréopage, de livrer dans sa complète nudité la beauté qu'il voulait sauver ? Nous sommes l'aréopage, montrez-nous votre Phrynée sans voiles.

Vous avez d'autres faits qui concernent votre méthode, soit dans vos salles, soit en ville. Pourquoi ne les avoir pas communiqués ?

Le fait n° 13 n'est pas dans le mémoire auquel nous répondons. On ne l'a pas apporté dans la discussion, malgré l'invitation assez directe que j'en avais faite, il y a quinze jours. Il est pourtant rempli d'enseignements, et je considère qu'il est de mon devoir de le signaler.

Voici, messieurs, comment j'ai été mis au courant du fait n° 13 :

Il s'agit d'un jeune homme habitant presque *in aere hospitalensi*, car il était dans les murs mêmes de l'Hôtel-Dieu, bien qu'en dehors des barrières.

Je fus appelé pour lui porter secours ; mais j'arrivai trop tard. J'appris qu'on lui avait amputé l'avant-bras et qu'il était pansé par le procédé ouato-silicaté. Je considérai le fait comme intéressant et je me promis de le suivre. Mais d'autres occupations avaient distrait complètement mon attention, quand le hasard me fit rencontrer son enterrement.

J'appris alors qu'on lui avait ôté son silicate le dix-septième jour ; qu'on avait trouvé, au-dessous, une grande quantité de pus très-fétide ; que des fusées purulentes produites sous l'occlusion étaient remontées jusqu'à l'épaule.

Il mourut le dix-neuvième jour de son opération.

Ce fait montre, quoiqu'en disent nos contradicteurs, que leur moyen de voir ce qui se passe sur les plaies à travers l'ouato-silicate n'est pas précisément parfait, puisqu'il laisse se produire des fusées d'une importance si grave. Ce fait montre encore, ce dont nous pourrions presque nous contenter, qu'on peut mourir avec la méthode d'occlusion inamovible, bien qu'on ne soit pas dans des conditions absolument au-dessus des ressources de l'art.

Il n'avait certainement rien ce blessé qui pût le faire considérer comme au-dessus des ressources de l'art : il était jeune (trente-quatre ans), il était vigoureux, bien portant. L'accident qu'il avait eu n'était pas un de ces traumatismes qui ébranlent profondément l'organisme. Il avait subi une amputation du tiers inférieur de l'avant-bras ; mais elle n'est généralement pas grave, cette opération. Vraiment il me semble difficile de soutenir que cet individu fût inguérissable.

On abuse peut-être un peu, messieurs, de l'*inguérissabilité* dans la méthode d'occlusion inamovible. Toutes les fois que le sujet meurt, c'est qu'il était inguérissable.

Le sujet de l'observation 3, qui a une amputation de cuisse et une fracture du bras, meurt, c'est qu'il était inguérissable.

Cependant, si on consulte les tables de statistique de M. Trélat, on y trouve la guérison d'un amputé de cuisse et de bras à la fois ; ce traumatisme est bien plus grave que celui du n° 3.

L'amputé des deux jambes de l'occlusion inamovible meurt : c'est qu'il était inguérissable. Cependant, on lit dans les tables de M. Trélat : 5 amputations doubles de jambe, 2 guérisons.

On voit donc bien que ces faits ne sont pas au-dessus des ressources de l'art, et que si on avait une méthode faisant tant soit peu des merveilles, on pourrait égaler au moins les merveilles de la méthode classique.

Si l'on résume les faits dans lesquels l'occlusion inamovible a été appliquée dans toute sa rigueur, on arrive aux résultats suivants : 10 cas. sur lesquels 4 guérisons, 6 morts.

Ceci nous permet d'établir la proportion suivante : 10 cas donnent 6 morts, combien 100 en donneront-ils ?

$$10 : 6 :: 100 : x$$
$$\text{D'où } x = \frac{6 \times 100}{10} = \frac{600}{10} = 60$$

Vous avez perdu 60 pour 100 par votre méthode, tandis que la moyenne de la mortalité des quatre grandes amputations dans les tables de M. **Trélat** ne va pas à 44 pour 100. Vos résultats sont bien inférieurs.

Mais on se récrie en disant : nous avons des cas trop graves. Faut-il en supprimer un ? J'y consens. Enlevons le veillard de 72 ans. Vous restez avec 9 malades : 5 morts, d'où la proportion $9 : 5 : : 100 : x$.

$$\text{D'où } x = 55,55$$

C'est encore un mauvais résultat.

Faut-il encore en supprimer un ? Choisissez, je vous l'accorde. Il vous reste huit cas, sur lesquels 4 morts. Vous avez 50 pour 100 de mortalité. Vous êtes loin encore des résultats fournis par la statistique de M. Trélat.

Je pourrais sortir encore de vos insuccès. Je conviens pourtant qu'en vous les enlevant tous, vous finiriez par avoir une statistique présentable.

M. Trélat, lui, n'a pas agi ainsi, il n'a rien retranché, il a tout pris : cas plus et moins graves, portant sur tous les âges. Sa statistique est celle des hôpitaux de Paris exclusivement. Elle se rapporte donc à des malades qui sont dans les plus mauvaises conditions de guérison. Les amputés de cuisse sont des vieillards dans plus de la moitié des cas.

Vous n'avez pas autant de vieillards que cela dans votre statistique. Vous n'en avez qu'un seul ; tous les autres sont jeunes. A peine quelques-uns sont-ils arrivés à la maturité de l'âge (13 ans, jeune, jeune, 26 ans, 30 ans, 34 ans, 36 ans, 47 ans, 48 ans).

En résumé, messieurs, les faits de grandes amputations, apportés en faveur de l'occlusion inamovible, peuvent se diviser en trois séries :

1re série : 10 faits d'occlusion inamovible réelle ; mortalité 6. Mauvais résultat.

2e série : 1 fait, celui du procédé incertain (obs. 7) ; mortalité 1. Mauvais résultat.

3e série : 2 faits traités par la méthode classique ; 1 succès, 1 mort. C'est la série des faits classiques qui nous présente la liste de mortalité la moins néfaste. Cela est en rapport avec la doctrine que nous avons soutenue dans l'avant-dernière séance.

§ II. La statistique n'est pas seule à accuser l'occlusion inamovible. La conduite des chirurgiens qui ont expérimenté cette méthode à Lyon ne lui est pas davantage favorable.

Deux surtout l'ont mise en pratique : M. Ollier, auteur de la modification.

ouato-silicatée, et M. Gayet, que nous avons entendu dans la dernière séance.

Que font-ils ?

Tous deux pratiquent l'occlusion ouatée (soit au silicate, soit à la gouttière métallique), suivant les préceptes de la véritable méthode *nouvelle*, méthode de M. A. Guérin, laquelle repose sur un principe *nouveau* : l'influence des germes aériens, laquelle a ses moyens *particuliers* d'action : le coton *filtre* et *vierge*, etc.

Puis, que voyons-nous ?

Nos deux chirurgiens ayant eu quelques mécomptes, chacun juge prudent de se tenir en garde. Il y a quelque chose de bon, disent-ils, dans ce moyen. Il faudra essayer encore. Puis, d'essais en essais, on les voit revenir à la méthode rationnelle et classique.

Ceci dénote, messieurs, ce que jamais personne n'a songé à mettre en doute, que chez nos deux collègues et amis, le sens chirurgical prime le système.

Où en arrive le premier chirurgien ? Deux fois à panser à l'huile phéniquée tous les jours ou tous les deux ou trois jours (obs. 5 et 10).

Agissons-nous autrement ?

Je le vois une seule fois faisant peut-être une tentative inusitée (obs. 7) : il visite la plaie deux fois en huit jours, sans la panser, paraît-il, avec l'huile phéniquée. Il n'est pas sûr qu'on n'ait pas fait ce pansement, mais l'observation n'en dit mot : admettons qu'on se soit borné à remettre sur la plaie du coton propre et du silicate par-dessus.

Qu'est-ce à dire ? Quel nouveau principe inspire le chirurgien ? S'agit-il de microgermes aériens ? Fi donc ! A chaque instant on livre la plaie à l'accès de l'air.

Veut-on plus d'immobilisation ? Mais on *désimmobilise* chaque fois qu'on inspecte la plaie. Ce qui me paraît le plus clair, c'est qu'on met en pratique le principe de la surveillance des plaies. On fait les pansements de temps en temps, ce qui rappelle la pratique des pansements rares de Larrey et de Lisfranc, suivie il y a quelque cinquante ans. On rentre ainsi en pleine méthode rationnelle et classique. Je ne crois pas, pour moi, ce classique de première qualité.

En effet, quels signes commandent la visite des plaies ? Quel trait sur le visage, quelle douleur, quelle température rectale indique que l'heure de lever l'occlusion a sonné ?

La douleur ?... mais elle varie avec les hommes. Tel souffre pour rien, quand un autre est insensible à la grave complication qui menace ses jours. La température ?... mais telle complication des plaies éclate avec 40°, qui commence sur un voisin par 37, 37 1/2, 38.

Où puiser des indications positives ? Il n'en existe nulle part.

Que vaut d'ailleurs une tentative portant sur un fait terminé par la mort !

Notre avis est qu'en adoptant des principes plus rationnels encore on arrivera à de moins fâcheux résultats.

M. Gayet, qui n'a pas tardé à reconnaître de graves inconvénients à l'occlusion inamovible, a brisé net avec les commandements de cette méthode.

Des microzymas ?... il n'en a cure. — De la virginité du coton ?... matière à plaisanterie.

Il en veut en petite quantité, du coton, *parce qu'il veut voir un peu ce qui se passe au voisinage de la plaie*, et parce qu'il espère mieux immobiliser avec peu de coton.

Il veut regarder à la plaie dès le deuxième jour dans le but de la nettoyer de ses caillots. Il veut encore y regarder de peu de jours en peu de jours.

De sorte, messieurs, qu'il en est arrivé, il en convient, à ces procédés de pansement connus, en classique, sous le nom de pansements rares.

En résumé :

Deux chirurgiens partis du même point (occlusion inamovible) sont arrivés au même but (pansements rares de la méthode classique). Qui n'est frappé de cette coïncidence ? Qui ne voit que ce terme commun, auquel aboutissent simultanément nos deux collègues, est la réfutation la plus manifeste de cette prétendue supériorité de la véritable occlusion inamovible ?

Qu'on cesse donc de nous vanter les exploits de cette méthode. Les faits qui lui servent de cortège jusqu'à ce jour à Lyon la condamnent, ses bases théoriques lui font défaut, les grands principes chirurgicaux la proscrivent, et enfin ses chirurgiens l'abandonnent.

Telle qu'elle nous est présentée, elle apparaît comme inférieure au pansement de M. A. Guérin, irrationnelle et non exempte de danger.